CW00520771

RECETAS RAPIDAS

ANTI INFLAMATORIAS

2021

MUCHAS RECETAS PARA MEJORAR SU SALUD

CARMEN BOTIN

Tabla de contenido

Ingredientes de los tazones de albóndigas para tacos:

Albóndigas:

1 libra de carne molida magra (sustituya cualquier carne molida como cerdo, pavo o pollo)

1 huevo

1/4 taza de col rizada finamente cortada o hierbas crujientes como perejil o cilantro (discrecional)

1 cucharadita de sal

1/2 cucharadita de pimienta negra

Cuencos para tacos

2 tazas de salsa de enchilada (utilizamos hecha a medida) 16 albóndigas (fijaciones registradas anteriormente)

2 tazas de arroz cocido, blanco u oscuro

1 aguacate, cortado

1 taza de salsa o pico de gallo adquiridos localmente 1 taza de queso rallado

1 jalapeño, cortado delicadamente (discrecional)

1 cucharada de cilantro, picado

1 lima, cortada en gajos

Chips de tortilla, para servir

Direcciones:

1. Para hacer / congelar

2. En un tazón grande, junte la carne molida, los huevos, la col rizada (si se utiliza), la sal y la pimienta. Mezcle con las manos hasta que esté uniformemente consolidado.

Estructure en 16 albóndigas de aproximadamente 1 pulgada de distancia de ancho y colóquelas en un plato de hoja fijada con papel de aluminio.

3. Si se utiliza dentro de varios días, refrigere hasta 2 días.

4. En caso de que se congele, coloque el recipiente de plástico en una nevera hasta que las albóndigas estén fuertes. Muévase a un saco más fresco. Las albóndigas se mantendrán en la nevera durante 3 a 4 meses.

5. Cocinar

6. En una olla mediana, lleve la salsa de enchilada a un guiso bajo. Incluya albóndigas (no hay una razón convincente para descongelar primero si las albóndigas

solidificado). Guise las albóndigas hasta que estén bien cocidas, 12 minutos suponiendo que estén crujientes y 20 minutos cuando estén solidificadas.

7. Mientras se cuecen las albóndigas, prepare diferentes acompañamientos.

8. Amasar los tazones de tacos adornando el arroz con albóndigas y salsa, aguacate cortado, salsa, queso cheddar, cortes de jalapeño y cilantro. Presente con rodajas de limón y totopos.

Zoodles de aguacate con pesto y salmón

Porciones: 4

Tiempo de cocción: 25 minutos

Ingredientes:

1 cucharada de pesto

1 limón

2 filetes de salmón fresco / congelado

1 calabacín grande, en espiral

1 cucharada de pimienta negra

1 aguacate

1/4 taza de parmesano rallado

condimento italiano

Direcciones:

1. Caliente el horno a 375 F. Sazone el salmón con condimento italiano, sal y pimienta y hornee por 20 minutos.

2. Agregue los aguacates al tazón junto con una cucharada de pimienta, jugo de limón y una cucharada de pesto. Tritura los aguacates y déjalo a un lado.

3. Agregue los fideos de calabacín a una fuente para servir, seguido de la mezcla de aguacate y salmón.

4. Espolvoree con queso. Agregue más pesto si es necesario. ¡Disfrutar!

Información nutricional: 128 calorías 9,9 g de grasa 9 g de carbohidratos totales 4 g de proteína

Camote con cúrcuma, manzana y cebolla con pollo

Porciones: 4

Tiempo de cocción: 45 minutos

Ingredientes:

2 cucharadas de mantequilla sin sal, a temperatura ambiente 2 camotes medianos

1 manzana Granny Smith grande

1 cebolla mediana, finamente rebanada

4 pechugas de pollo con hueso y piel

1 cucharadita de sal

1 cucharadita de cúrcuma

1 cucharadita de salvia seca

¼ de cucharadita de pimienta negra recién molida

1 taza de sidra de manzana, vino blanco o caldo de pollo Direcciones:

1. Precaliente el horno a 400 ° F. Engrasa la bandeja para hornear con mantequilla.

2. Coloque las batatas, la manzana y la cebolla en una sola capa sobre la bandeja para hornear.

3. Coloque el pollo con la piel hacia arriba y sazone con sal, cúrcuma, salvia y pimienta. Agrega la sidra.

4. Ase dentro de 35 a 40 minutos. Retirar, dejar reposar 5 minutos y servir.

Información nutricional: Calorías 386 Grasa total: 12 g Carbohidratos totales: 26 g Azúcar: 10 g Fibra: 4 g Proteína: 44 g Sodio: 932 mg

Filete de salmón con hierbas chamuscado

Porciones: 4

Tiempo de cocción: 5 minutos

Ingredientes:

1 libra de filete de salmón, enjuagado 1/8 cucharadita de pimienta de cayena 1 cucharadita de chile en polvo

½ cucharadita de comino

2 dientes de ajo picados

1 cucharada de aceite de oliva

¾ cucharadita de sal

1 cucharadita de pimienta negra recién molida

Direcciones:

1. Precaliente el horno a 350 grados F.

2. En un tazón, combine la pimienta de cayena, el chile en polvo, el comino, la sal y la pimienta negra. Dejar de lado.

3. Rocíe con aceite de oliva el filete de salmón. Frote por ambos lados. Frote el ajo y la mezcla de especias preparada. Deje reposar durante 10 minutos.

4. Después de permitir que los sabores se mezclen, prepare una sartén refractaria.

Calentar el aceite de oliva. Una vez caliente, sazone el salmón durante 4 minutos por ambos lados.

5. Transfiera la sartén al interior del horno. Hornea por 10 minutos. Atender.

Información nutricional: Calorías 210 Carbohidratos: 0 g Grasas: 14 g Proteínas: 19 g

Tofu y verduras de verano condimentadas en Italia Porciones: 4

Tiempo de cocción: 20 minutos

Ingredientes:

2 calabacines grandes, cortados en rodajas de ¼ de pulgada

2 calabazas de verano grandes, cortadas en rodajas de ¼ de pulgada de grosor 1 libra de tofu firme, cortadas en dados de 1 pulgada

1 taza de caldo de verduras o agua

3 cucharadas de aceite de oliva extra virgen

2 dientes de ajo, en rodajas

1 cucharadita de sal

1 cucharadita de mezcla de condimentos de hierbas italianas

¼ de cucharadita de pimienta negra recién molida

1 cucharada de albahaca fresca en rodajas finas

Direcciones:

1. Precaliente el horno a 400 ° F.

2. Combine el calabacín, la calabaza, el tofu, el caldo, el aceite, el ajo, la sal, la mezcla de condimentos de hierbas italianas y la pimienta en una bandeja para hornear con borde grande y mezcle bien.

3. Ase en 20 minutos.

4. Espolvorear con albahaca y servir.

Información nutricional: Calorías 213 Grasa total: 16 g Carbohidratos totales: 9 g Azúcar: 4 g Fibra: 3 g Proteína: 13 g Sodio: 806 mg

Ingredientes para ensalada de fresa y queso de cabra:

1 libra de fresas crujientes, cortadas en cubitos

Discrecional: 1 a 2 cucharaditas de néctar o jarabe de arce, al gusto 2 onzas de queso cheddar de cabra desintegrado (aproximadamente ½ taza) ¼ de taza de albahaca crujiente cortada, además de un par de pequeñas hojas de albahaca para adornar

1 cucharada de aceite de oliva extra virgen

1 cucharada de vinagre balsámico espeso *

½ cucharadita de sal marina escamosa Maldon o una cantidad inadecuada de ¼

cucharadita de sal marina fina

Pimienta oscura molida crujiente

Direcciones:

1. Extienda las fresas cortadas en cubitos en una fuente mediana o en un tazón poco profundo. En el caso de que las fresas no sean lo suficientemente dulces exactamente como prefieres, arrójalas con un toque de néctar o jarabe de arce.

2. Espolvoree el queso cheddar de cabra desintegrado sobre las fresas, seguido de la albahaca picada. Rocía el aceite de oliva y el vinagre balsámico encima.

3. Pula el plato de verduras mixtas con la sal, un par de trozos de pimienta oscura molida crujiente y las hojas de albahaca guardadas. Para una excelente introducción, sirva rápidamente el plato de verduras mixtas.

Sin embargo, las sobras se conservarán bien en la nevera durante unos 3 días.

Estofado de coliflor y bacalao con cúrcuma

Porciones: 4

Tiempo de cocción: 30 minutos

Ingredientes:

½ libra de floretes de coliflor

1 libra de filetes de bacalao, deshuesados, sin piel y en cubos 1 cucharada de aceite de oliva

1 cebolla amarilla picada

½ cucharadita de semillas de comino

1 chile verde picado

¼ de cucharadita de cúrcuma en polvo

2 tomates picados

Una pizca de sal y pimienta negra.

½ taza de caldo de pollo

1 cucharada de cilantro picado

Direcciones:

1. Calienta una olla con el aceite a fuego medio, agrega la cebolla, el chile, el comino y la cúrcuma, revuelve y cocina por 5 minutos.

2. Agregue la coliflor, el pescado y los demás ingredientes, mezcle, hierva a fuego lento y cocine a fuego medio por 25 minutos más.

3. Divida el estofado en platos hondos y sirva.

Información nutricional: calorías 281, grasa 6, fibra 4, carbohidratos 8, proteína 12

Delicia de nueces y espárragos Porciones: 4

Tiempo de cocción: 5 minutos

Ingredientes:

1 y ½ cucharada de aceite de oliva

¾ libra de espárragos, cortados

¼ de taza de nueces picadas

Pipas de girasol y pimienta al gusto

Direcciones:

1. Coloca una sartén a fuego medio agrega el aceite de oliva y deja que se caliente.

2. Agregue los espárragos, saltee durante 5 minutos hasta que se doren.

3. Sazone con pipas de girasol y pimienta.

4. Retire el fuego.

5. Agregue las nueces y revuelva.

Información nutricional: Calorías: 124 Grasa: 12 g Carbohidratos: 2 g Proteína: 3 g

Ingredientes de pasta de calabacín Alfredo:

2 calabacines medianos en espiral

1-2 TB de parmesano vegano (discrecional)

Salsa Alfredo Rápida

1/2 taza de anacardos crudos empapados durante un par de horas o en agua burbujeante durante 10 minutos

2 TB de jugo de limón

3 TB de levadura nutritiva

2 cucharaditas de miso blanco (lata de sub tamari, salsa de soja o aminoácidos de coco)

1 cucharadita de cebolla en polvo

1/2 cucharadita de ajo en polvo

1 / 4-1 / 2 taza de agua

Direcciones:

1. Haga una espiral de fideos de calabacín.

2. Agregue todas las fijaciones Alfredo a una licuadora rápida (comenzando con 1/4 taza de agua) y mezcle hasta que quede suave. En el caso de que tu

salsa sea excesivamente espesa, agrega más agua una cucharada de una vez hasta obtener la consistencia que estás buscando.

3. Cubra los fideos de calabacín con salsa alfredo y, si lo desea, un carrito vegetariano.

Ingredientes de pollo con quinua y pavo:

1 taza de quinua, enjuagada

3-1 / 2 tazas de agua, aislada

1/2 libra de pavo molido magro

1 cebolla dulce enorme, cortada

1 pimiento rojo dulce mediano, cortado

4 dientes de ajo picados

1 cucharada de guiso de frijoles en polvo

1 cucharada de comino molido

1/2 cucharadita de canela en polvo

2 frascos (15 onzas cada uno) de frijoles oscuros, lavados y agotados 1 lata (28 onzas) de tomates aplastados

1 calabacín mediano, cortado

1 chile chipotle en adobo, cortado

1 cucharada de salsa de adobo

1 hoja estrecha

1 cucharadita de orégano seco

1/2 cucharadita de sal

1/4 cucharadita de pimienta

1 taza de maíz solidificado descongelado

1/4 taza de cilantro crujiente picado

Guarniciones discrecionales: aguacate en cubos, queso cheddar Monterey Jack destruido

Direcciones:

1. En una olla enorme, caliente la quinua y 2 tazas de agua hasta que hierva. Disminuir el calor; esparcir y guisar durante 12-15 minutos o hasta que se retenga el agua. Expulsar del calor; aclarar con un tenedor y poner en un lugar seguro.

2. Luego, en una sartén enorme cubierta con ducha de cocción, cocine el pavo, la cebolla, el pimiento rojo y el ajo a fuego medio hasta que la carne nunca vuelva a estar rosada y las verduras estén delicadas; canal. Mezcle el polvo de guiso de frijoles, el comino y la canela; cocine 2 minutos más.

Siempre que lo desee, presente con guarniciones discrecionales.

3. Incluya los frijoles negros, los tomates, el calabacín, el chile chipotle, la salsa de adobo, la hoja sana, el orégano, la sal, la pimienta y el agua restante.

Calentar hasta que hierva. Disminuir el calor; untar y guisar por 30 minutos. Mezcle el maíz y la quinua; calor a través. Deseche las hojas angostas; mezcle el cilantro. Presente con fijaciones discrecionales como desee.

4. Alternativa de congelación: congele el estofado enfriado en compartimentos más fríos.

Para utilizar, descongelar incompletamente en el refrigerador a mediano plazo. Caliente en una olla, mezclando de vez en cuando; incluya jugos o agua si es vital.

Fideos de ajo y calabaza Porciones: 4

Tiempo de cocción: 15 minutos

Ingredientes:

Para preparar salsa

¼ de taza de leche de coco

6 dátiles grandes

2 / 3g de coco molido

6 dientes de ajo

2 cucharadas de pasta de jengibre

2 cucharadas de pasta de curry rojo

Para preparar fideos

1 fideos de calabaza hervidos grandes

½ zanahorias cortadas en juliana

½ calabacín cortado en juliana

1 pimiento rojo pequeño

¼ de taza de anacardos

Direcciones:

1. Para hacer salsa, licuar todos los ingredientes y hacer un puré espeso.

2. Corte la calabaza espagueti a lo largo y haga fideos.

3. Unte ligeramente la bandeja para hornear con aceite de oliva y hornee los fideos de calabaza a 40 ° C durante 5-6 minutos.

4. Para servir, incorpore los fideos y haga puré en un bol. O sirva el puré junto con los fideos.

Información nutricional: Calorías 405 Carbohidratos: 107 g Grasas: 28 g Proteínas: 7 g

Trucha al vapor con frijoles rojos y salsa de chile Porciones: 1

Tiempo de cocción: 16 minutos

Ingredientes:

4 ½ oz de tomates cherry, cortados por la mitad

1/4 de aguacate sin pelar

6 onzas de filete de trucha sin piel

Hojas de cilantro para servir

2 cucharaditas de aceite de oliva

Rodajas de lima, para servir

4 ½ oz de frijoles rojos enlatados, enjuagados y escurridos 1/2 cebolla roja, en rodajas finas

1 cucharada de jalapeños en escabeche, escurridos

1/2 cucharadita de comino molido

4 aceitunas sicilianas / aceitunas verdes

Direcciones:

1. Coloque una canasta para vaporera sobre una olla con agua hirviendo. Agregue el pescado a la canasta y cubra, cocine por 10-12 minutos.

2. Retire el pescado y déjelo reposar unos minutos. Mientras tanto, precaliente un poco de aceite en una sartén.

3. Agregue jalapeños en escabeche, frijoles rojos, aceitunas, 1/2 cucharadita de comino y tomates cherry. Cocine durante unos 4-5 minutos, revolviendo continuamente.

4. Coloque la masa de frijoles en una fuente para servir, seguida de la trucha.

Agregue el cilantro y la cebolla encima.

5. Sirva junto con rodajas de limón y aguacate. ¡Disfrute de la trucha de mar al vapor con salsa de frijoles rojos y chile!

Información nutricional: 243 calorías 33,2 g de grasa 18,8 g de carbohidratos totales 44 g de proteína

Porciones de sopa de camote y pavo

Porciones: 4

Tiempo de cocción: 45 minutos

Ingredientes:

2 cucharadas de aceite de oliva

1 cebolla amarilla picada

1 pimiento verde picado

2 batatas, peladas y en cubos

1 libra de pechuga de pavo, sin piel, deshuesada y en cubos 1 cucharadita de cilantro molido

Una pizca de sal y pimienta negra.

1 cucharadita de pimentón dulce

6 tazas de caldo de pollo

Zumo de 1 lima

Un puñado de perejil picado

Direcciones:

1. Calentar una olla con el aceite a fuego medio, agregar la cebolla, el pimiento morrón y las batatas, remover y cocinar por 5 minutos.

2. Agrega la carne y dora por 5 minutos más.

3. Agregue el resto de los ingredientes, mezcle, lleve a fuego lento y cocine a fuego medio por 35 minutos más.

4. Sirva la sopa en tazones y sírvala.

Información nutricional: calorías 203, grasa 5, fibra 4, carbohidratos 7, proteína 8

Salmón a la parrilla con miso Porciones: 2

Tiempo de cocción: 20 minutos

Ingredientes:

2 cucharadas. Miel de maple

2 limones

¼ taza de miso

¼ de cucharadita Pimienta, molida

2 limones

2 ½ libras de salmón, con piel

Una pizca de pimienta de Cayena

2 cucharadas. Aceite de oliva virgen extra

¼ taza de miso

Direcciones:

1. Primero, mezcle el jugo de lima y el jugo de limón en un tazón pequeño hasta que se combinen bien.

2. Luego, agregue el miso, la pimienta de cayena, el jarabe de arce, el aceite de oliva y la pimienta. Combine bien.

3. Luego, coloque el salmón en una bandeja para hornear forrada con papel pergamino con la piel hacia abajo.

4. Unte generosamente el salmón con la mezcla de miso y limón.

5. Ahora, coloque los trozos de limón y lima cortados a la mitad a los lados con el lado cortado hacia arriba.

6. Finalmente, hornéalas de 8 a 12 minutos o hasta que el pescado se desmenuce.

Información nutricional: Calorías: 230 Kcal Proteínas: 28,3 g Carbohidratos: 6,7 g Grasas: 8,7 g

Filete en escamas simplemente salteado

Porciones: 6

Tiempo de cocción: 8 minutos

Ingredientes:

6 filetes de tilapia

2 cucharadas de aceite de oliva

1 pieza de jugo de limón

Sal y pimienta para probar

¼ de taza de perejil o cilantro picado

Direcciones:

1. Saltee los filetes de tilapia con aceite de oliva en una sartén mediana colocada a fuego medio. Cocine durante 4 minutos por cada lado hasta que el pescado se desmenuce fácilmente con un tenedor.

2. Agregue sal y pimienta al gusto. Vierta el jugo de limón en cada filete.

3. Para servir, espolvorear los filetes cocidos con perejil picado o cilantro.

<u>Información nutricional:</u> Calorías: 249 Cal Grasas: 8,3 g Proteínas: 18,6 g
Carbohidratos: 25,9

Fibra: 1 g

Carnitas de cerdo Porciones: 10

Tiempo de cocción: 8 Hrs. 10 minutos

Ingredientes:

5 libras. hombro de puerco

2 dientes de ajo picados

1 cucharadita de pimienta negra

1/4 cucharadita de canela

1 cucharadita de orégano seco

1 cucharadita de comino molido

1 hoja de laurel

2 oz de caldo de pollo

1 cucharadita de jugo de lima

1 cucharada de chile en polvo

1 cucharada de sal

Direcciones:

1. Agregue la carne de cerdo junto con el resto de los ingredientes en una olla de cocción lenta.

2. Ponga la tapa y cocine por 8 hrs. a fuego lento.

3. Una vez hecho, desmenuza la carne de cerdo cocida con un tenedor.

4. Extienda este cerdo desmenuzado en una bandeja para hornear.

5. Ase durante 10 minutos y luego sirva.

Información nutricional: Calorías 547 Grasa 39 g, Carbohidratos 2.6 g, Fibra 0 g, Proteína 43 g

Sopa De Pescado Blanco Con Verduras

Porciones: 6 a 8

Tiempo de cocción: 32 a 35 minutos

Ingredientes:

3 batatas, peladas y cortadas en trozos de ½ pulgada 4 zanahorias, peladas y cortadas en trozos de ½ pulgada 3 tazas de leche de coco entera

2 tazas de agua

1 cucharadita de tomillo seco

½ cucharadita de sal marina

10½ onzas (298 g) de pescado blanco, sin piel y firme, como bacalao o fletán, cortado en trozos

Direcciones:

1. Agregue las batatas, las zanahorias, la leche de coco, el agua, el tomillo y la sal marina a una cacerola grande a fuego alto y deje hervir.

2. Reduzca el fuego a bajo, cubra y cocine a fuego lento durante 20 minutos hasta que las verduras estén tiernas, revolviendo ocasionalmente.

3. Vierta la mitad de la sopa en una licuadora y haga un puré hasta que esté completamente mezclado y suave, luego devuélvalo a la olla.

4. Agregue los trozos de pescado y continúe cocinando por 12

a 15 minutos, o hasta que el pescado esté bien cocido.

5. Retirar del fuego y servir en platos hondos.

Información nutricional: calorías: 450; grasas: 28,7 g; proteína: 14,2 g; carbohidratos: 38,8 g; fibra: 8,1 g; azúcar: 6,7 g; sodio: 250 mg

Mejillones al limón Porciones: 4

Ingredientes:

1 cucharada. aceite de oliva virgen extra virgen extra 2 dientes de ajo picados

2 libras. mejillones lavados

Jugo de un limón

Direcciones:

1. Ponga un poco de agua en una olla, agregue los mejillones, hierva a fuego medio, cocine por 5 minutos, deseche los mejillones sin abrir y transfiéralos con un bol.

2. En otro bol mezclar el aceite con el ajo y el jugo de limón recién exprimido, batir bien y agregar sobre los mejillones, mezclar y servir.

3. ¡Disfruta!

Información nutricional: Calorías: 140, Grasas: 4 g, Carbohidratos: 8 g, Proteínas: 8 g, Azúcares: 4 g, Sodio: 600 mg,

Porciones de salmón con lima y chile: 2

Tiempo de cocción: 8 minutos

Ingredientes:

1 libra de salmón

1 cucharada de jugo de lima

½ cucharadita de pimienta

½ cucharadita de chile en polvo

4 rodajas de lima

Direcciones:

1. Rocíe el salmón con jugo de limón.

2. Espolvoree ambos lados con pimienta y chile en polvo.

3. Agregue el salmón a la freidora.

4. Coloque rodajas de limón sobre el salmón.

5. Freír al aire a 375 grados F durante 8 minutos.

Raciones de pasta de atún con queso

Porciones: 3-4

Ingredientes:

2 c. Rúcula

¼ c. cebollas verdes picadas

1 cucharada vinagre rojo

5 onzas atún enlatado escurrido

¼ de cucharadita pimienta negra

2 onzas. pasta integral cocida

1 cucharada. aceite de oliva

1 cucharada. parmesano rallado bajo en grasa

Direcciones:

1. Cocine la pasta en agua sin sal hasta que esté lista. Escurrir y reservar.

2. En un tazón grande, mezcle bien el atún, las cebolletas, el vinagre, el aceite, la rúcula, la pasta y la pimienta negra.

3. Mezcle bien y cubra con el queso.

4. Sirve y disfruta.

Información nutricional: Calorías: 566,3, Grasas: 42,4 g, Carbohidratos: 18,6 g, Proteínas: 29,8 g, Azúcares: 0,4 g, Sodio: 688,6 mg

Tiras de pescado con costra de coco

Porciones: 4

Tiempo de cocción: 12 minutos

Ingredientes:

Escabeche

1 cucharada de salsa de soja

1 cucharadita de jengibre molido

½ taza de leche de coco

2 cucharadas de sirope de arce

½ taza de jugo de piña

2 cucharaditas de salsa picante

Pescado

1 libra de filete de pescado, cortado en tiras

Pimienta al gusto

1 taza de pan rallado

1 taza de hojuelas de coco (sin azúcar)

Spray para cocinar

Direcciones:

1. Mezcle los ingredientes de la marinada en un tazón.

2. Agregue las tiras de pescado.

3. Cubra y refrigere por 2 horas.

4. Precaliente su freidora a 375 grados F.

5. En un bol, mezcle la pimienta, el pan rallado y el coco rallado.

6. Sumerja las tiras de pescado en la mezcla de pan rallado.

7. Rocíe la canasta de la freidora con aceite.

8. Agregue tiras de pescado a la canasta de la freidora.

9. Freír al aire durante 6 minutos por lado.

Porciones de pescado mexicano

Porciones: 2

Tiempo de cocción: 10 minutos

Ingredientes:

4 filetes de pescado

2 cucharaditas de orégano mexicano

4 cucharaditas de comino

4 cucharaditas de chile en polvo

Pimienta al gusto

Spray para cocinar

Direcciones:

1. Precaliente su freidora a 400 grados F.

2. Rocíe el pescado con aceite.

3. Sazone ambos lados del pescado con especias y pimienta.

4. Coloque el pescado en la canasta de la freidora.

5. Cocine por 5 minutos.

6. Voltee y cocine por otros 5 minutos.

Trucha Con Salsa De Pepino Porciones: 4

Tiempo de cocción: 10 minutos

Ingredientes:

Salsa:

1 pepino inglés, cortado en cubitos

¼ de taza de yogur de coco sin azúcar

2 cucharadas de menta fresca picada

1 cebollín, partes blancas y verdes, picadas

1 cucharadita de miel cruda

Sal marina

Pescado:

4 (5 onzas) filetes de trucha, secos

1 cucharada de aceite de oliva

Sal marina y pimienta negra recién molida, al gusto Direcciones:

1. Haga la salsa: mezcle el yogur, el pepino, la menta, la cebolleta, la miel y la sal marina en un tazón pequeño hasta que esté completamente mezclado. Dejar de lado.

2. Sobre una superficie de trabajo limpia, frote ligeramente los filetes de trucha con sal marina y pimienta.

3. Caliente el aceite de oliva en una sartén grande a fuego medio. Agregue los filetes de trucha a la sartén caliente y fríalos durante unos 10 minutos, volteando el pescado a la mitad o hasta que esté cocido a su gusto.

4. Unte la salsa sobre el pescado y sirva.

Información nutricional: calorías: 328; grasas: 16,2 g; proteína: 38,9 g; carbohidratos: 6.1g

; fibra: 1,0 g; azúcar: 3,2 g; sodio: 477 mg

Zoodles de limón con camarones Porciones: 4

Tiempo de cocción: 0 minutos

Ingredientes:

Salsa:

½ taza de hojas de albahaca fresca empaquetadas

Jugo de 1 limón (o 3 cucharadas)

1 cucharadita de ajo picado en botella

Una pizca de sal marina

Una pizca de pimienta negra recién molida

¼ de taza de leche de coco entera en lata

1 calabaza amarilla grande, cortada en juliana o en espiral 1 calabacín grande en juliana o en espiral

1 libra (454 g) de camarones, desvenados, hervidos, pelados y refrigerados Ralladura de 1 limón (opcional)

Direcciones:

1.Haga la salsa: procese las hojas de albahaca, el jugo de limón, el ajo, la sal marina y la pimienta en un procesador de alimentos hasta que estén bien picados.

2. Vierta lentamente la leche de coco mientras el procesador aún está funcionando. Pulsa hasta que quede suave.

3. Transfiera la salsa a un tazón grande, junto con la calabaza amarilla y el calabacín. Mezcle bien.

4. Esparza los camarones y la ralladura de limón (si lo desea) encima de los fideos. Servir inmediatamente.

Información nutricional: calorías: 246; grasas: 13,1 g; proteína: 28,2 g; carbohidratos: 4.9g

; fibra: 2,0 g; azúcar: 2,8 g; sodio: 139 mg

Raciones de camarones crujientes

Porciones: 4

Tiempo de cocción: 3 minutos

Ingredientes:

1 libra de camarones, pelados y desvenados

½ taza de mezcla para empanizar pescado

Spray para cocinar

Direcciones:

1. Precaliente su freidora a 390 grados F.

2. Rocíe los camarones con aceite.

3. Cubra con la mezcla para empanizar.

4. Rocíe la canasta de la freidora con aceite.

5. Agregue los camarones a la canasta de la freidora.

6. Cocine por 3 minutos.

Porciones de lubina a la parrilla Porciones: 2

Ingredientes:

2 dientes de ajo picados

Pimienta.

1 cucharada. jugo de limon

2 filetes de lubina blanca

¼ de cucharadita mezcla de condimentos de hierbas

Direcciones:

1. Rocíe una sartén para asar con un poco de aceite de oliva y coloque los filetes sobre ella.

2. Espolvoree el jugo de limón, el ajo y las especias sobre los filetes.

3. Ase durante unos 10 minutos o hasta que el pescado esté dorado.

4. Sirva sobre una cama de espinacas salteadas si lo desea.

Información nutricional: Calorías: 169, Grasas: 9,3 g, Carbohidratos: 0,34 g, Proteínas: 15,3

g, Azúcares: 0,2 g, Sodio: 323 mg

Tortas de salmón Porciones: 4

Tiempo de cocción: 10 minutos

Ingredientes:

Spray para cocinar

1 libra de filete de salmón, desmenuzado

¼ de taza de harina de almendras

2 cucharaditas de condimento Old Bay

1 cebolla verde picada

Direcciones:

1. Precaliente su freidora a 390 grados F.

2. Rocíe la canasta de la freidora con aceite.

3. En un tazón, combine los ingredientes restantes.

4. Forme hamburguesas con la mezcla.

5. Rocíe ambos lados de las hamburguesas con aceite.

6. Freír al aire durante 8 minutos.

Porciones de bacalao picante

Porciones: 4

Ingredientes:

2 cucharadas Perejil fresco picado

2 libras. filetes de bacalao

2 c. salsa baja en sodio

1 cucharada. aceite sin sabor

Direcciones:

1. Precaliente el horno a 350 ° F.

2. En una fuente para hornear grande y profunda, rocíe el fondo con aceite.

Coloca los filetes de bacalao en el plato. Vierta la salsa sobre el pescado. Cubra con papel de aluminio durante 20 minutos. Retire el papel de aluminio los últimos 10 minutos de cocción.

3. Hornee en el horno durante 20 a 30 minutos, hasta que el pescado esté escamoso.

4. Sirva con arroz blanco o integral. Adorne con perejil.

<u>Información nutricional:</u> Calorías: 110, Grasas: 11 g, Carbohidratos: 83 g, Proteínas: 16.5 g, Azúcares: 0 g, Sodio: 122 mg

Trucha ahumada para untar porciones

Porciones: 2

Ingredientes:

2 cucharaditas Jugo de limon fresco

½ taza requesón bajo en grasa

1 tallo de apio cortado en cubitos

¼ de libra de filete de trucha ahumada sin piel,

½ cucharadita Salsa inglesa

1 cucharadita salsa picante

¼ c. cebolla morada picada en trozos grandes

Direcciones:

1. Combine la trucha, el requesón, la cebolla morada, el jugo de limón, la salsa de pimiento picante y la salsa Worcestershire en una licuadora o procesador de alimentos.

2. Procese hasta que quede suave, deteniéndose para raspar los lados del tazón según sea necesario.

3. Incorpore el apio cortado en cubitos.

4. Conservar en un recipiente hermético en el frigorífico.

Información nutricional: Calorías: 57, Grasas: 4 g, Carbohidratos: 1 g, Proteínas: 4 g, Azúcares: 0 g, Sodio: 660 mg

Atún Y Chalotes Porciones: 4

Ingredientes:

½ taza caldo de pollo bajo en sodio

1 cucharada. aceite de oliva

4 filetes de atún deshuesados y sin piel

2 chalotas picadas

1 cucharadita pimentón dulce

2 cucharadas jugo de lima

¼ de cucharadita pimienta negra

Direcciones:

1. Calentar una sartén con el aceite a fuego medio-alto, agregar las chalotas y sofreír durante 3 minutos.

2. Agregue el pescado y cocine durante 4 minutos por cada lado.

3. Agrega el resto de los ingredientes, cocina todo por 3 minutos más, divide en platos y sirve.

Información nutricional: Calorías: 4040, Grasas: 34,6 g, Carbohidratos: 3 g, Proteínas: 21,4 g, Azúcares: 0,5 g, Sodio: 1000 mg

Raciones de camarones con pimienta y limón

Porciones: 2

Tiempo de cocción: 10 minutos

Ingredientes:

1 cucharada de jugo de limón

1 cucharada de aceite de oliva

1 cucharadita de pimienta de limón

¼ de cucharadita de ajo en polvo

¼ de cucharadita de pimentón

12 onzas. camarones, pelados y desvenados

Direcciones:

1. Precaliente su freidora a 400 grados F.

2. Mezcle jugo de limón, aceite de oliva, pimienta de limón, ajo en polvo y pimentón en un bol.

3. Agregue los camarones y cúbralos uniformemente con la mezcla.

4. Agregue a la freidora.

5. Cocine por 8 minutos.

Porciones de filete de atún caliente

Porciones: 6

Ingredientes:

2 cucharadas Jugo de limon fresco

Pimienta.

Mayonesa de ajo y naranja asada

¼ c. granos de pimienta negra enteros

6 filetes de atún en rodajas

2 cucharadas Aceite de oliva virgen extra

Sal

Direcciones:

1. Coloque el atún en un bol para que quepa. Agrega el aceite, el jugo de limón, la sal y la pimienta. Dale la vuelta al atún para que se cubra bien con la marinada. Deje reposar de 15 a 20

minutos, girando una vez.

2. Coloque los granos de pimienta en bolsas de plástico de doble grosor. Golpee los granos de pimienta con una cacerola pesada o un mazo pequeño para triturarlos gruesos. Coloque en un plato grande.

3. Cuando esté listo para cocinar el atún, sumerja los bordes en los granos de pimienta triturados. Calienta una sartén antiadherente a fuego medio. Dorar los filetes de atún, en tandas si es necesario, durante 4 minutos por lado para el pescado medio crudo, agregando de 2 a 3 cucharadas de la marinada a la sartén si es necesario, para evitar que se peguen.

4. Sirva una cucharada con mayonesa de ajo naranja asado. Información nutricional: Calorías: 124, Grasas: 0,4 g, Carbohidratos: 0,6 g, Proteínas: 28 g, Azúcares: 0 g, Sodio: 77 mg

Porciones de salmón cajún

Porciones: 2

Tiempo de cocción: 10 minutos

Ingredientes:

2 filetes de salmón

Spray para cocinar

1 cucharada de condimento cajún

1 cucharada de miel

Direcciones:

1. Precaliente su freidora a 390 grados F.

2. Rocíe ambos lados del pescado con aceite.

3. Espolvoree con condimento cajún.

4. Rocíe la canasta de la freidora con aceite.

5. Agregue el salmón a la canasta de la freidora.

6. Freír al aire durante 10 minutos.

Tazón De Quinua Salmón Con Verduras

Porciones: 4

Tiempo de cocción: 0 minutos

Ingredientes:

1 libra (454 g) de salmón cocido, desmenuzado

4 tazas de quinua cocida

6 rábanos, en rodajas finas

1 calabacín, cortado en medias lunas

3 tazas de rúcula

3 cebolletas picadas

½ taza de aceite de almendras

1 cucharadita de salsa picante sin azúcar

1 cucharada de vinagre de sidra de manzana

1 cucharadita de sal marina

½ taza de almendras en rodajas tostadas, para decorar (opcional)

Direcciones:

1. En un tazón grande, mezcle el salmón desmenuzado, la quinua cocida, los rábanos, el calabacín, la rúcula y las cebolletas, y revuelva bien.

2. Agregue el aceite de almendras, la salsa picante, el vinagre de sidra de manzana y la sal marina y mezcle para combinar.

3. Divida la mezcla en cuatro tazones. Esparza cada tazón de manera uniforme con las almendras picadas para decorar, si lo desea. Servir inmediatamente.

Información nutricional: calorías: 769; grasas: 51,6 g; proteína: 37,2 g; carbohidratos: 44,8 g; fibra: 8,0 g; azúcar: 4,0 g; sodio: 681 mg

Porciones de pescado desmenuzado

Porciones: 4

Tiempo de cocción: 15 minutos

Ingredientes:

¼ taza de aceite de oliva

1 taza de pan rallado seco

4 filetes de pescado blanco

Pimienta al gusto

Direcciones:

1. Precaliente su freidora a 350 grados F.

2. Espolvoree pimienta por ambos lados del pescado.

3. Combine el aceite y el pan rallado en un bol.

4. Sumerja el pescado en la mezcla.

5. Presione el pan rallado para que se adhiera.

6. Coloque el pescado en la freidora.

7. Cocine por 15 minutos.

Empanadas de salmón simples Porciones: 4

Tiempo de cocción: 8 a 10 minutos

Ingredientes:

1 libra (454 g) de filetes de salmón deshuesados y sin piel, picados ¼ taza de cebolla dulce picada

½ taza de harina de almendras

2 dientes de ajo picados

2 huevos batidos

1 cucharadita de mostaza de Dijon

1 cucharada de jugo de limón recién exprimido

Una pizca de hojuelas de pimiento rojo

½ cucharadita de sal marina

¼ de cucharadita de pimienta negra recién molida

1 cucharada de aceite de aguacate

Direcciones:

1. Mezcle el salmón picado, la cebolla dulce, la harina de almendras, el ajo, los huevos batidos, la mostaza, el jugo de limón, las hojuelas de pimiento rojo, la sal marina y la pimienta en un tazón grande y revuelva hasta que esté bien incorporado.

2. Deje reposar la mezcla de salmón durante 5 minutos.

3. Saque la mezcla de salmón y forme cuatro hamburguesas de ½ pulgada de grosor con las manos.

4. Caliente el aceite de aguacate en una sartén grande a fuego medio. Agregue las hamburguesas a la sartén caliente y cocine por cada lado durante 4 a 5 minutos hasta que estén ligeramente doradas y bien cocidas.

5. Retirar del fuego y servir en un plato.

Información nutricional: calorías: 248; grasas: 13,4 g; proteína: 28,4 g; carbohidratos: 4.1g

; fibra: 2,0 g; azúcar: 2,0 g; sodio: 443 mg

Raciones de camarones con palomitas de maíz

Porciones: 4

Tiempo de cocción: 10 minutos

Ingredientes:

½ cucharadita de cebolla en polvo

½ cucharadita de ajo en polvo

½ cucharadita de pimentón

¼ de cucharadita de mostaza molida

⅛ cucharadita de salvia seca

⅛ cucharadita de tomillo molido

⅛ cucharadita de orégano seco

⅛ cucharadita de albahaca seca

Pimienta al gusto

3 cucharadas de maicena

1 libra de camarones, pelados y desvenados

Spray para cocinar

Direcciones:

1. Combine todos los ingredientes excepto los camarones en un tazón.

2. Cubra los camarones con la mezcla.

3. Rocíe la canasta de la freidora con aceite.

4. Precaliente su freidora a 390 grados F.

5. Agregue los camarones adentro.

6. Freír al aire durante 4 minutos.

7. Agite la canasta.

8. Cocine por otros 5 minutos.

Porciones de pescado picante al horno

Porciones: 5

Ingredientes:

1 cucharada. aceite de oliva

1 cucharadita condimento sin sal de especias

1 libra de filete de salmón

Direcciones:

1. Precaliente el horno a 350F.

2. Espolvorear el pescado con aceite de oliva y el condimento.

3. Hornee por 15 minutos sin tapar.

4. Cortar y servir.

Información nutricional: Calorías: 192, Grasas: 11 g, Carbohidratos: 14,9 g, Proteínas: 33,1 g, Azúcares: 0,3 g, Sodio: 505 6 mg

Raciones de atún con pimentón

Porciones: 4

Ingredientes:

½ cucharadita chile en polvo

2 cucharaditas pimentón dulce

¼ de cucharadita pimienta negra

2 cucharadas aceite de oliva

4 filetes de atún deshuesados

Direcciones:

1. Calentar una sartén con el aceite a fuego medio-alto, agregar los filetes de atún, sazonar con pimentón, pimienta negra y chile en polvo, cocinar 5 minutos por cada lado, dividir en platos y servir con una guarnición.

Información nutricional: Calorías: 455, Grasas: 20,6 g, Carbohidratos: 0,8 g, Proteínas: 63,8

g, Azúcares: 7,4 g, Sodio: 411 mg

Hamburguesas de pescado Porciones: 2

Tiempo de cocción: 7 minutos

Ingredientes:

8 oz. filete de pescado blanco, en copos

Ajo en polvo al gusto

1 cucharadita de jugo de limón.

Direcciones:

1. Precaliente su freidora a 390 grados F.

2. Combine todos los ingredientes.

3. Forme hamburguesas con la mezcla.

4. Coloque las hamburguesas de pescado en la freidora.

5. Cocine por 7 minutos.

Vieiras chamuscadas con miel Porciones: 4

Tiempo de cocción: 15 minutos

Ingredientes:

1 libra (454 g) de vieiras grandes, enjuagadas y secas, una pizca de sal marina

Una pizca de pimienta negra recién molida

2 cucharadas de aceite de aguacate

¼ de taza de miel cruda

3 cucharadas de aminoácidos de coco

1 cucharada de vinagre de sidra de manzana

2 dientes de ajo picados

Direcciones:

1. En un tazón, agregue las vieiras, la sal marina y la pimienta y mezcle hasta que estén bien cubiertas.

2. En una sartén grande, caliente el aceite de aguacate a fuego medio-alto.

3. Dorar las vieiras durante 2 a 3 minutos por cada lado, o hasta que las vieiras se tornen de color blanco lechoso u opacas y firmes.

4. Retire las vieiras del fuego a un plato y cúbralas con papel de aluminio para mantenerlas calientes. Dejar de lado.

5. Agregue la miel, los aminoácidos de coco, el vinagre y el ajo a la sartén y revuelva bien.

6. Deje hervir a fuego lento y cocine durante unos 7 minutos hasta que el líquido se reduzca, revolviendo ocasionalmente.

7. Regrese las vieiras a la sartén, revolviendo para cubrirlas con el glaseado.

8. Divida las vieiras en cuatro platos y sírvalas tibias.

Información nutricional: calorías: 382; grasas: 18,9 g; proteína: 21,2 g; carbohidratos: 26,1 g; fibra: 1,0 g; azúcar: 17,7 g; sodio: 496 mg

Filetes De Bacalao Con Hongos Shiitake

Porciones: 4

Tiempo de cocción: 15 a 18 minutos

Ingredientes:

1 diente de ajo picado

1 puerro, en rodajas finas

1 cucharadita de raíz de jengibre fresca picada

1 cucharada de aceite de oliva

½ taza de vino blanco seco

½ taza de hongos shiitake en rodajas

4 filetes de bacalao (6 onzas / 170 g)

1 cucharadita de sal marina

⅛ cucharadita de pimienta negra recién molida

Direcciones:

1. Precaliente el horno a 375ºF (190ºC).

2. Mezcle el ajo, el puerro, la raíz de jengibre, el vino, el aceite de oliva y los champiñones en una fuente para hornear y mezcle hasta que los champiñones estén cubiertos de manera uniforme.

3. Hornee en el horno precalentado durante 10 minutos hasta que esté ligeramente dorado.

4. Retire la bandeja para hornear del horno. Untar encima los filetes de bacalao y sazonar con sal marina y pimienta.

5. Cubrir con papel de aluminio y volver al horno. Hornee de 5 a 8

minutos más, o hasta que el pescado esté escamoso.

6. Retire el papel de aluminio y deje enfriar durante 5 minutos antes de servir.

Información nutricional: calorías: 166; grasas: 6,9 g; proteína: 21,2 g; carbohidratos: 4,8 g; fibra: 1,0 g; azúcar: 1,0 g; sodio: 857 mg

Lubina Blanca a la Parrilla Porciones: 2

Ingredientes:

1 cucharadita ajo molido

Pimienta negro

1 cucharada. jugo de limon

8 oz. filetes de lubina blanca

¼ de cucharadita mezcla de condimentos de hierbas sin sal

Direcciones:

1. Precaliente el asador y coloque la parrilla a 4 pulgadas de la fuente de calor.

2. Rocíe ligeramente un molde para hornear con aceite en aerosol. Coloca los filetes en la sartén. Espolvoree el jugo de limón, el ajo, el condimento de hierbas y la pimienta sobre los filetes.

3. Ase hasta que el pescado esté completamente opaco cuando lo pruebe con la punta de un cuchillo, aproximadamente de 8 a 10 minutos.

4. Sirva inmediatamente.

<u>Información nutricional:</u> Calorías: 114, Grasas: 2 g, Carbohidratos: 2 g, Proteínas: 21 g, Azúcares: 0.5 g, Sodio: 78 mg

Merluza de tomate al horno

Porciones: 4-5

Ingredientes:

½ taza salsa de tomate

1 cucharada. aceite de oliva

Perejil

2 tomates en rodajas

½ taza queso rallado

4 libras. Merluza deshuesada y loncheada

Sal.

Direcciones:

1. Precaliente el horno a 400 ° F.

2. Sazone el pescado con sal.

3. En una sartén o cacerola; sofreír el pescado en aceite de oliva hasta que esté medio cocido.

4. Tome cuatro papeles de aluminio para cubrir el pescado.

5. Dale forma al papel de aluminio para que parezca recipientes; agregue la salsa de tomate en cada recipiente de aluminio.

6. Agregue el pescado, las rodajas de tomate y cubra con queso rallado.

7. Hornee hasta obtener una corteza dorada, por aproximadamente 20-25 minutos.

8. Abra los paquetes y cubra con perejil.

Información nutricional: Calorías: 265, Grasas: 15 g, Carbohidratos: 18 g, Proteínas: 22 g, Azúcares: 0.5 g, Sodio: 94.6 mg

Abadejo braseado con remolacha Porciones: 4

Tiempo de cocción: 30 minutos

Ingredientes:

8 remolachas, peladas y cortadas en octavos

2 chalotas, en rodajas finas

2 cucharadas de vinagre de sidra de manzana

2 cucharadas de aceite de oliva, divididas

1 cucharadita de ajo picado en botella

1 cucharadita de tomillo fresco picado

Una pizca de sal marina

4 (5 onzas / 142 g) filetes de eglefino, secos Direcciones:

1. Precaliente el horno a 400ºF (205ºC).

2. Combine las remolachas, las chalotas, el vinagre, 1 cucharada de aceite de oliva, el ajo, el tomillo y la sal marina en un tazón mediano y mezcle para cubrir bien.

Extienda la mezcla de remolacha en una fuente para hornear.

3. Ase en el horno precalentado durante unos 30 minutos, volteando una o dos veces con una espátula, o hasta que las remolachas estén tiernas.

4. Mientras tanto, caliente la cucharada restante de aceite de oliva en una sartén grande a fuego medio-alto.

5. Agregue el eglefino y dore cada lado durante 4 a 5 minutos, o hasta que la pulpa esté opaca y se desmenuce fácilmente.

6. Transfiera el pescado a un plato y sírvalo cubierto con las remolachas asadas.

Información nutricional: calorías: 343; grasas: 8,8 g; proteína: 38,1 g; carbohidratos: 20,9 g

; fibra: 4,0 g; azúcar: 11,5 g; sodio: 540 mg

Porciones de Atún Derretido Sentido

Porciones: 4

Ingredientes:

3 onzas. queso cheddar rallado bajo en grasa

1/3 c. apio picado

Sal y pimienta negra

¼ c. cebolla picada

2 muffins ingleses de trigo integral

6 onzas. atún blanco escurrido

¼ c. ruso bajo en grasa

Direcciones:

1. Precaliente el asador. Combine el atún, el apio, la cebolla y el aderezo para ensaladas.

2. Sazone con sal y pimienta.

3. Tostar las mitades de panecillos ingleses.

4. Coloque el lado partido hacia arriba en una bandeja para hornear y cubra cada uno con 1/4 de la mezcla de atún.

5. Ase 2-3 minutos o hasta que esté completamente caliente.

6. Cubra con queso y vuelva a asar hasta que el queso se derrita, aproximadamente 1 minuto más.

Información nutricional: Calorías: 320, Grasas: 16,7 g, Carbohidratos: 17,1 g, Proteínas: 25,7

g, Azúcares: 5,85 g, Sodio: 832 mg

Salmón Limón Con Lima Kaffir

Porciones: 8

Ingredientes:

1 tallo de hierba de limón cortado en cuartos y magullado

2 hojas de lima desgarrada kaffir

1 limón en rodajas finas

1 ½ taza hojas frescas de cilantro

1 filete de salmón entero

Direcciones:

1. Precaliente el horno a 350 ° F.

2. Cubra una bandeja para hornear con hojas de papel de aluminio, superponiendo los lados. 3. Coloque el salmón en el papel de aluminio, cubra con el limón, las hojas de lima, la hierba de limón y 1 taza de hojas de cilantro. Opción: sazone con sal y pimienta.

4. Lleve el lado largo de la lámina hacia el centro antes de doblar el sello.

Enrolle los extremos para cerrar el salmón.

5. Hornee por 30 minutos.

6. Transfiera el pescado cocido a una fuente. Cubra con cilantro fresco.

Sirva con arroz blanco o integral.

<u>Información nutricional:</u> Calorías: 103, Grasas: 11,8 g, Carbohidratos: 43,5 g, Proteínas: 18 g, Azúcares: 0,7 g, Sodio: 322 mg

Salmón tierno en salsa de mostaza

Porciones: 2

Ingredientes:

5 cucharadas Eneldo picado

2/3 c. crema agria

Pimienta.

2 cucharadas mostaza de Dijon

1 cucharadita polvo de ajo

5 onzas filetes de salmón

2-3 cucharadas Jugo de limon

Direcciones:

1. Mezcle la crema agria, la mostaza, el jugo de limón y el eneldo.

2. Sazone los filetes con pimienta y ajo en polvo.

3. Coloque el salmón en una bandeja para hornear con la piel hacia abajo y cúbralo con la salsa de mostaza preparada.

4. Hornee por 20 minutos a 390 ° F.

Información nutricional: Calorías: 318, Grasas: 12 g, Carbohidratos: 8 g,
Proteínas: 40,9 g, Azúcares: 909,4 g, Sodio: 1,4 mg

Porciones de ensalada de cangrejo

Porciones: 4

Ingredientes:

2 c. carne de cangrejo

1 c. tomates cherry cortados a la mitad

1 cucharada. aceite de oliva

Pimienta negra

1 chalota picada

1/3 c. cilantro picado

1 cucharada. jugo de limon

Direcciones:

1. En un bol, combine el cangrejo con los tomates y los demás ingredientes, mezcle y sirva.

Información nutricional: Calorías: 54, Grasas: 3,9 g, Carbohidratos: 2,6 g, Proteínas: 2,3 g, Azúcares: 2,3 g, Sodio: 462,5 mg

Salmón al horno con salsa de miso Porciones: 4

Tiempo de cocción: 15 a 20 minutos

Ingredientes:

Salsa:

¼ taza de sidra de manzana

¼ taza de miso blanco

1 cucharada de aceite de oliva

1 cucharada de vinagre de arroz blanco

⅛ cucharadita de jengibre molido

4 (de 3 a 4 onzas / 85 a 113 g) filetes de salmón deshuesados 1 cebolleta en rodajas, para decorar

⅛ cucharadita de hojuelas de pimiento rojo, para decorar

Direcciones:

1. Precaliente el horno a 375ºF (190ºC).

2. Haga la salsa: mezcle la sidra de manzana, el miso blanco, el aceite de oliva, el vinagre de arroz y el jengibre en un tazón pequeño. Agregue un poco de agua si desea una consistencia más fina.

3. Coloque los filetes de salmón en un molde para hornear, con la piel hacia abajo. Vierta la salsa preparada sobre los filetes para cubrirlos uniformemente.

4. Hornee en el horno precalentado durante 15 a 20 minutos, o hasta que el pescado se desmenuce fácilmente con un tenedor.

5. Adorne con la cebolleta en rodajas y las hojuelas de pimiento rojo y sirva.

Información nutricional: calorías: 466; grasas: 18,4 g; proteína: 67,5 g; carbohidratos: 9.1g

; fibra: 1,0 g; azúcar: 2,7 g; sodio: 819 mg

Bacalao al horno con hierbas y miel

Porciones: 2

Ingredientes:

6 cucharadas Relleno con sabor a hierbas

8 oz. filetes de bacalao

2 cucharadas Cariño

Direcciones:

1. Precaliente su horno a 375 ° F.

2. Rocíe un molde para hornear ligeramente con aceite en aerosol.

3. Coloque el relleno con sabor a hierbas en una bolsa y cierre. Aplasta el relleno hasta que se desmorone.

4. Cubra los peces con miel y elimine la miel restante.

Agregue un filete a la bolsa de relleno y agite suavemente para cubrir el pescado por completo.

5. Transfiera el bacalao a la bandeja para hornear y repita el proceso para el segundo pescado.

6. Envuelva los filetes con papel de aluminio y hornee hasta que estén firmes y opacos cuando pruebe con la punta de un cuchillo, unos diez minutos.

7. Sirva caliente.

Información nutricional: Calorías: 185, Grasas: 1 g, Carbohidratos: 23 g, Proteínas: 21 g, Azúcares: 2 g, Sodio: 144,3 mg

Mezcla de bacalao parmesano Porciones: 4

Ingredientes:

1 cucharada. jugo de limon

½ taza cebolla verde picada

4 filetes de bacalao deshuesados

3 dientes de ajo picados

1 cucharada. aceite de oliva

½ taza queso parmesano bajo en grasa rallado

Direcciones:

1. Calentar una sartén con el aceite a fuego medio, agregar el ajo y las cebolletas, revolver y sofreír por 5 minutos.

2. Agregue el pescado y cocine durante 4 minutos por cada lado.

3. Agrega el jugo de limón, espolvorea el parmesano por encima, cocina todo por 2 minutos más, divide en platos y sirve.

Información nutricional: Calorías: 275, Grasas: 22,1 g, Carbohidratos: 18,2 g, Proteínas: 12 g, Azúcares: 0,34 g, Sodio: 285,4 mg

Camarones al ajillo crujientes Porciones: 4

Tiempo de cocción: 10 minutos

Ingredientes:

1 libra de camarones, pelados y desvenados

2 cucharaditas de ajo en polvo

Pimienta al gusto

¼ de taza de harina

Spray para cocinar

Direcciones:

1. Sazone los camarones con ajo en polvo y pimienta.

2. Cubra con harina.

3. Rocíe la canasta de la freidora con aceite.

4. Agregue los camarones a la canasta de la freidora.

5. Cocine a 400 grados F durante 10 minutos, agitando una vez a la mitad.

Mezcla cremosa de lubina Porciones: 4

Ingredientes:

1 cucharada. perejil picado

2 cucharadas aceite de aguacate

1 c. crema de coco

1 cucharada. jugo de lima

1 cebolla amarilla picada

¼ de cucharadita pimienta negra

4 filetes de lubina deshuesada

Direcciones:

1. Calienta una sartén con el aceite a fuego medio, agrega la cebolla, revuelve y sofríe por 2 minutos.

2. Agregue el pescado y cocine durante 4 minutos por cada lado.

3. Agrega el resto de los ingredientes, cocina todo por 4 minutos más, divide en platos y sirve.

Información nutricional: Calorías: 283, Grasas: 12,3 g, Carbohidratos: 12,5 g, Proteínas: 8 g, Azúcares: 6 g, Sodio: 508,8 mg

Pepino Ahi Poke Porciones: 4

Tiempo de cocción: 0 minutos

Ingredientes:

Ahi Poke:

454 g (1 libra) de atún ahi de calidad para sushi, cortado en cubos de 1 pulgada 3 cucharadas de aminoácidos de coco

3 cebolletas, en rodajas finas

1 chile serrano, sin semillas y picado (opcional) 1 cucharadita de aceite de oliva

1 cucharadita de vinagre de arroz

1 cucharadita de semillas de sésamo tostadas

Una pizca de jengibre molido

1 aguacate grande, cortado en cubitos

1 pepino, cortado en rodajas de ½ pulgada de grosor Direcciones:

1. Haga el poke de ahi: mezcle los cubos de atún con los aminoácidos de coco, cebolletas, chile serrano (si lo desea), aceite de oliva, vinagre, semillas de sésamo y jengibre en un tazón grande.

2. Cubra el recipiente con papel film y déjelo marinar en el frigorífico durante 15

minutos.

3. Agregue el aguacate cortado en cubitos al tazón de ahi poke y revuelva para incorporar.

4. Coloque las rodajas de pepino en un plato para servir. Con una cuchara, coloque el ahi poke sobre el pepino y sirva.

Información nutricional: calorías: 213; grasas: 15,1 g; proteína: 10,1 g; carbohidratos: 10,8 g; fibra: 4,0 g; azúcar: 0,6 g; sodio: 70 mg

Mezcla de bacalao a la menta Porciones: 4

Ingredientes:

4 filetes de bacalao deshuesados

½ taza caldo de pollo bajo en sodio

2 cucharadas aceite de oliva

¼ de cucharadita pimienta negra

1 cucharada. menta picada

1 cucharadita ralladura de limón rallada

¼ c. chalota picada

1 cucharada. jugo de limon

Direcciones:

1. Calentar una sartén con el aceite a fuego medio, agregar las chalotas, remover y sofreír por 5 minutos.

2. Agrega el bacalao, el jugo de limón y los demás ingredientes, lleva a fuego lento y cocina a fuego medio durante 12 minutos.

3. Divida todo entre platos y sirva.

<u>Información nutricional:</u> Calorías: 160, Grasas: 8.1 g, Carbohidratos: 2 g, Proteínas: 20.5 g, Azúcares: 8 g, Sodio: 45 mg

Porciones de limón y tilapia cremosa

Porciones: 4

Ingredientes:

2 cucharadas Cilantro fresco picado

¼ c. mayonesa baja en grasa

Pimienta negra recién molida

¼ c. jugo de limon fresco

4 filetes de tilapia

½ taza queso parmesano rallado bajo en grasa

½ cucharadita polvo de ajo

Direcciones:

1. En un bol, mezcle todos los ingredientes excepto los filetes de tilapia y el cilantro.

2. Cubra los filetes con la mezcla de mayonesa de manera uniforme.

3. Coloque los filetes en un papel de aluminio grande. Envuelva los filetes con papel de aluminio para sellarlos.

4. Coloque el paquete de papel de aluminio en el fondo de una olla de cocción lenta grande.

5. Ponga la olla de cocción lenta a fuego lento.

6. Tape y cocine por 3-4 horas.

7. Servir con la guarnición de cilantro.

<u>Información nutricional:</u> Calorías: 133,6, Grasas: 2,4 g, Carbohidratos: 4,6 g, Proteínas: 22 g, Azúcares: 0,9 g, Sodio: 510,4 mg

Tacos de pescado

Porciones: 4

Tiempo de cocción: 20 minutos

Ingredientes:

Spray para cocinar

1 cucharada de aceite de oliva

4 tazas de ensalada de repollo

1 cucharada de vinagre de sidra de manzana

1 cucharada de jugo de lima

Pizca de pimienta de cayena

Pimienta al gusto

2 cucharadas de mezcla de condimentos para tacos

¼ de taza de harina para todo uso

1 libra de filete de bacalao, cortado en cubos

4 tortillas de maíz

Direcciones:

1. Precaliente su freidora a 400 grados F.

2. Rocíe la canasta de la freidora con aceite.

3. En un bol, mezcle el aceite de oliva, la ensalada de repollo, el vinagre, el jugo de limón, la pimienta de cayena y la pimienta.

4. En otro tazón, mezcle el condimento para tacos y la harina.

5. Cubra los cubos de pescado con la mezcla de condimentos para tacos.

6. Agréguelas a la canasta de la freidora.

7. Freír al aire durante 10 minutos, agitando a la mitad.

8. Cubra las tortillas de maíz con la mezcla de ensalada de repollo y pescado y enróllelas.

114

CPSIA information can be obtained
at www.ICGtesting.com
Printed in the USA
BVHW041723090621
609091BV00016B/2614